AF468442

APERÇU

DE LA

CONSTITUTION DE L'HOMME.

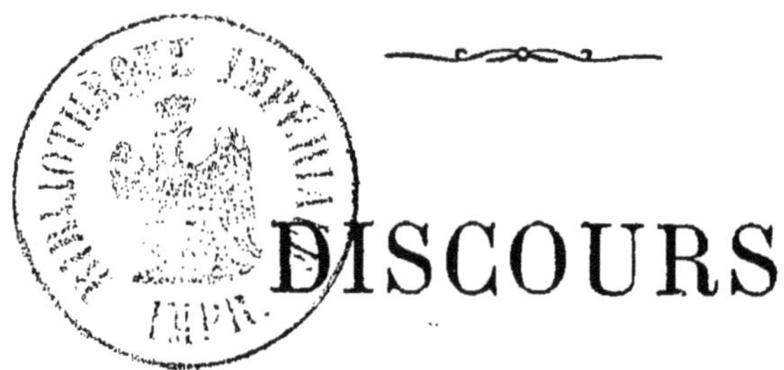

DISCOURS

PRONONCÉ

A la séance de rentrée des Facultés de Rennes,

PAR G. REGNAULT,

Professeur à l'École de médecine.

RENNES,

CH. OBERTHUR ET FILS, FAUBOURG DE PARIS, 20.

—

1869.

Monsieur le Recteur,
Messieurs,

Entraîné par le désir de savoir, qui est une de ses plus nobles tendances, l'homme, à tous les âges du monde, s'est efforcé de reculer les bornes de ses connaissances, soit en interrogeant la nature pour lui dérober ses secrets, soit en dégageant, par une méditation attentive, les vérités cachées dans les axiômes que lui fournit sa propre raison.

Aux savants dont l'antiquité nous a transmis les noms illustres, il était possible d'aborder à peu près l'ensemble des sciences qui, de leur temps, étaient dévolues à l'humanité, mais à mesure que le cercle s'est agrandi par suite d'incessantes découvertes, les travailleurs ont dû choisir, afin de se féconder, un champ de plus en plus restreint. Isolés en apparence, réunis au fond, parce que la vérité totale est une, ces efforts multipliés ont produit les résultats dont s'enorgueillit notre siècle, et changé la face de la science.

Mais à côté de ces avantages qui résultent de la division du travail, se cache un écueil. Plus on pénètre avant dans les détails d'une science particulière, moins l'horizon est large, et si de temps en temps on ne lève pas les yeux vers le phare lumineux des vérités générales, on court le risque de faire un triste naufrage. L'histoire de l'esprit humain à notre siècle pourrait nous en offrir de frappants exemples.

Cette solennité qui nous réunit ici chaque année n'est-elle pas un moyen d'éviter ce danger? A ce moment du moins, celui auquel est échu le périlleux honneur de vous entretenir peut, jetant un regard autour de lui, essayer de rattacher ses études spéciales à l'arbre encyclopédique de nos connaissances; de se rappeler le principe et le terme de ses travaux. Alors même que les autres sciences pourraient se passer de porter ainsi les yeux en haut pour y chercher la lumière, ce serait encore une nécessité indispensable pour la médecine. Les études de détail auxquelles elle est obligée de se livrer la conduiraient à des erreurs déplorables si, perdant de vue la dignité de son objet, l'homme, elle méconnaissait aussi les liens qui l'unissent de toutes parts aux autres sciences ses sœurs, et à la philosophie, mère et maîtresse de toutes les sciences purement humaines.

L'éternelle question de la nature de l'homme, l'unité parfaite de sa personne, constituée par deux éléments entre lesquels des propriétés fort différentes semblent au premier abord établir une séparation profonde, tel est l'objet sur lequel je vous demande la permission d'attirer un instant vos regards. Quel autre pourrais-je trouver qui fût plus digne de votre intérêt, plus digne aussi des méditations de la jeunesse studieuse de vos écoles ?

Connais-toi toi-même, disait la sagesse antique aux disciples épris de sa beauté ! Etude sublime, qui renferme l'abrégé de l'univers, elle suffirait pour occuper mille vies, toujours intéressante et féconde, de quelque manière qu'on l'envisage ! Sous le point de vue très-limité qui va nous occuper, elle offre, avec une grande beauté, des difficultés nombreuses, mais aussi un suprême intérêt. Mieux que personne, je sais combien je suis incapable de revêtir un tel sujet des ornements qui conviendraient à sa dignité. Je ne désire et je n'espère donner à mes paroles qu'un seul genre de beauté et d'éloquence, c'est cette douce et pure lumière du vrai, qui suffit pour ravir toute intelligence, lorsqu'aucune erreur ne vient y mêler son ombre.

La vérité ! objet éternel de notre entendement ! combien de fois l'ignorance ou les passions l'ont cachée derrière leur prisme trompeur ! Sur cette question de la constitution de l'homme, elles ont accumulé des erreurs si variées, si graves, que maintenant nombre de savants médecins, de maîtres justement respectés, flottant incertains au milieu d'une foule de doctrines qui se contredisent, désespèrent de la vérité, et qu'ils ont perdu jusqu'au désir de la retrouver. La recherche des causes, disent ces esprits découragés, est oiseuse et inutile. Ces problèmes, qui atteignent ce que la nature humaine a de plus intime, sont insolubles, et nous l'avons reconnu. Contentons-nous désormais d'observer les faits palpables, sensibles, et laissons le reste aux rêveurs. S'il en était ainsi, et que nous dussions reculer devant cette étude, parce qu'elle présente encore plusieurs points obscurs, il faudrait renoncer à notre plus belle prérogative. C'est, en effet, le suprême honneur de notre intelligence de ne pouvoir se contenter des faits brutaux qui frappent nos organes. Par de là les choses sensibles, et malgré toutes les entraves, elle s'élance vers les causes, toujours en quête de la vérité, et ne peut se reposer que quand elle la possède.

Toutefois, n'exagérons point les difficultés que soulève le problème de notre nature. Elles ne dépassent pas absolument les forces de l'esprit humain : La vraie solution est connue, certaine; les passions, plus encore que l'ignorance ou la faiblesse de notre entendement, sont ses véritables ennemis, et après que nous aurons jeté un coup-d'œil rapide sur quelques-unes des erreurs amoncelées autour d'elle, sa contemplation, j'en suis sûr, sera pleine de charmes.

Il est un fait éclatant, que chacun de nous peut sentir en lui-même, et dont la constatation facile aplanira singulièrement la voie. L'homme, être à la fois intelligent et corporel, malgré la diversité des attributs et la distinction de ses parties, possède une seule nature; il jouit d'une unité parfaite.

Cette unité resplendit tout d'abord dans la seule considération des organes et des fonctions vitales. Malgré la multiplicité des instruments, tout y rappelle le vieil adage hippocratique : « *Consensus unus, conspiratio una, consentientia omnia.* » Les éléments anatomiques, bases de l'édifice, et dont les activités particulières exécutent les différentes fonctions, ont besoin pour vivre de l'appareil circulatoire qui leur fournit le milieu convenable. A son tour, le sang appauvri par les emprunts que lui fait l'assimilation et par les combustions au moyen desquelles l'organisme produit la force et la chaleur dont il a besoin, doit prendre à l'extérieur, par l'intermédiaire de l'appareil digestif, de quoi réparer ses pertes; il doit encore se vivifier dans l'organe respiratoire, au contact de l'air ambiant. Tout ce mécanisme admirable, arrangé pour la vie végétative, ne saurait fonctionner sans les muscles qui donnent la force et le mouvement, sans le système nerveux qui, pénétrant tous les appareils, les gouverne, dirige leur action et les coordonne pour un but commun. Mais malgré leur supériorité marquée, les systèmes musculaire et nerveux, fondus dans l'unité, dépendent de l'ordre végétatif pour la nutrition de leurs éléments. Ils en dépendent même pour l'accomplissement de leurs fonctions, car privés de sang, ils sont aussitôt réduits à l'impuissance.

A son tour, la vie intellectuelle entre dans cette unité parfaite et la domine, mais en subissant de mille manières l'influence des fonctions inférieures. Ce n'est pas ici le lieu de recommencer l'étude, faite tant de fois, des rapports du physique et du moral. Alors même qu'ils seraient obscurs pour les philosophes, les médecins seraient inexcusables de les ignorer, car l'observation de tous les jours leur montre les effets, heureux ou funestes, de la joie, de la tristesse et des autres états de l'âme sur l'organisme. La volonté commande et les muscles obéissent ; elle dirige même, d'une manière indirecte, les fonctions végétatives et l'appareil de la sensibilité soustraits à son influence immédiate; mais d'autre part elle subit, au moins dans une certaine mesure, le contre-coup de tout ce qui afflige le corps, et certaines lésions de celui-ci mettent la pensée humaine dans l'impossibilité de produire la moindre manifestation.

Ainsi donc, dans l'ordre physiologique, tout se tient, tout concourt au but total de l'être; tous les systèmes sont liés entre eux par un échange incessant d'influences réciproques : ils forment un cercle complet dans lequel on ne peut établir aucune interruption sans que l'édifice entier s'écroule aussitôt. Si maintenant nous abandonnons un instant l'homme envisagé dans sa structure, pour interroger sa conscience, le sens intime, ce témoin irrécusable, va déposer dans le même sens.

Il nous déclare, en dépit de toute théorie contraire, que notre vrai moi, c'est notre être tout entier, corps et âme; que la main qui nous sert, que le pied qui nous porte, sont à nous, sont nous-mêmes, au même titre que l'intelligence qui nous éclaire. « Chacun sent, dit *Liberatore*, par la conscience qu'il a de sa propre existence et de ses propres opérations, qu'elle est bien à lui, cette âme par laquelle il pense et veut, qu'il est pareillement à lui, ce corps avec lequel il se meut ou se tient immobile. Chacun expérimente en soi-même une sorte de dualité, a la conscience d'un principe actif et intelligent, et partant, sans étendue et spirituel ; chacun sent de même que ce principe est en lui intimement revêtu et entouré d'une enveloppe étendue, divisible; en un mot, chacun découvre en soi comme deux êtres, l'un intérieur et simple, l'autre extérieur et corporel. Pourtant il remarque avec non moins d'évidence que ces opérations et ces tendances opposées appartiennent à un même sujet agissant et passif. Chacun dit avec vérité : je comprends, je veux ; chacun dit avec une égale vérité : je me promène, je m'assieds, je me nourris, je souffre, je me fatigue. En parlant ainsi, on entend exprimer que tous les actes et toutes les affections de l'âme, que les mouvements et les modifications du corps se rapportent à un être un et identique, ce qui, en d'autres termes, signifie que le moi humain est un, et que ce moi ne résulte ni de l'âme seule, ni du seul corps, mais du composé de l'un et de l'autre (1). »

« Deux substances, dit Piancini, aussi diverses que la pensée et l'extension résistante et mobile sont si intimement unies qu'elles paraissent s'identifier l'une avec l'autre et forment un seul être mixte, être à la fois un et double, comme une et double est l'eau considérée au point de vue chimique. » Elles

(1) Voyez Liberatore, *du Composé humain*, p. 2.

forment ainsi une troisième substance qui n'est plus ni l'une ni l'autre, mais bien l'homme lui-même.

Il serait difficile de dire comment le fait de l'unité de l'homme, fait incontestable et presque incontesté, n'a pas préservé la science des opinions erronées qui la souillent, si l'expérience ne nous révélait chaque jour combien nombreuses et puissantes sont les causes de nos erreurs, surtout celles qui ont leur point de départ dans la volonté; l'unité de l'homme bien établie suffit en effet pour écarter le plus grand nombre des théories plus ou moins spécieuses par lesquelles on a voulu, depuis l'antiquité, expliquer notre nature.

Il serait inutile et fastidieux de les énumérer toutes; de plus, il est facile de voir qu'elles se répètent, et que dans la suite des âges, les théories nouvelles reproduisent, à de longs intervalles, les anciennes, recouvertes d'un manteau rajeuni. On peut aussi, si l'on ne veut pas se perdre dans un véritable dédale, négliger les nuances particulières, et l'on reconnaît alors que toutes les opinions sérieusement professées se réduisent à trois ou quatre qui renferment toutes les réponses que l'on peut faire à la question fondamentale de la constitution de l'homme.

1° Renouvelant la thèse de quelques écoles atomistes de l'antiquité, certains savants, surtout au dernier siècle, ont soutenu qu'il suffisait, pour expliquer la vie et la pensée elle-même, de constater la présence de la matière. A leurs yeux, la mécanique, la physique et la chimie donneraient la clef des fonctions vitales, et si dans bien des circonstances l'interprétation restait obscure, les progrès des sciences ne tarderaient pas à y porter la lumière. De pareilles théories ont désormais une bien faible valeur. En laissant même de côté les faits intellectuels, le progrès des sciences physiques a démontré qu'il y a dans les êtres vivants des forces spéciales qui n'existent point en dehors d'eux. Récemment encore, M. Gavarret, constatant avec la haute autorité qui lui appartient en un pareil sujet que l'activité nerveuse et la contractilité musculaire, pour ne citer que deux exemples, ne peuvent être confondues avec la chaleur ou l'électricité, signalait l'impuissance à laquelle se sont toujours condamnés ceux qui ont voulu assimiler des choses si dissemblables (1).

2° Les organicistes reconnaissent que les forces de l'être vivant dépassent celles de la matière brute. Ils observent en outre qu'à chaque fonction correspond un organe chargé de l'accomplir, que la fonction cesse quand l'organe est détruit, périclite quand il s'altère; que l'imagination et l'intelligence elles-mêmes dépendent, dans leurs manifestations, de l'intégrité plus ou moins complète des centres nerveux, et par une induction peu légitime, ils en concluent que c'est l'organe seul qui est le principe de la fonction. Si la matière humaine a des propriétés différentes de la matière brute, c'est, disent-ils, uniquement en vertu de l'organisation qu'elle possède. Autres sont les propriétés de la matière brute, autres celles de la matière organisée. A la première, d'être gouvernée exclusivement par les lois physiques; dès qu'elle est organisée, elle prend d'autres attributs qui la constituent substance vivante; en vertu même de son organisation, elle donne lieu aux fonctions vitales.

Telle est la théorie organiciste. Proclamée dès longtemps par Sylvius de la Boë et les anciens chimiâtres, elle a traversé différentes phases, selon les sciences qui ont prédominé aux différentes époques ou selon la tournure d'esprit particulière de ceux qui l'ont adoptée et soutenue. C'est ainsi que chimiâtrique d'abord, elle devient presque exclusivement iatromécanicienne avec Descartes, Borelli, Bellini, puis iatrophysicienne. De nos jours, les progrès immenses réalisés par l'anatomie, grâce à l'application méthodique et incessante du microscope à l'étude de cette belle science, lui ont donné une nouvelle impulsion, et c'est sous la forme d'*Histologisme* que l'organicisme actuel prétend expliquer les phénomènes de la vie, en s'appuyant sur la connaissance récemment acquise de la structure et des propriétés des éléments anatomiques et de la transformation des forces.

(1) Gavarret, Phénom. physiques de la vie, pag. 6 et *passim*.

Pour quelques organicistes qui professent un matérialisme très-légèrement déguisé, tout dans l'homme est le résultat de l'organisation, même les faits psychologiques purs. Mais il faut dire à leur honneur, ainsi que le fait remarquer le savant doyen de notre Faculté des lettres (1), qu'un tel reproche est bien loin de les atteindre tous. La plupart, avec Descartes et les organicistes anciens, admettent que l'homme possède une âme spirituelle, principe d'intelligence et de volonté, et s'efforcent seulement d'expliquer sans elle tout ce qui a trait aux phénomènes de la vie animale ou organique. L'admirable découverte de la transformation des forces nous a permis de pénétrer plus avant dans la connaissance du mécanisme de la vie, d'en saisir un côté jusqu'ici inconnu. Nous savions depuis Lavoisier que les substances alimentaires, brûlées dans le sang, sont la source de la chaleur propre des êtres vivants. Des expériences nombreuses tendent désormais à prouver que la force contractile des muscles (2), la propriété spéciale des nerfs, ou, comme on l'appelle, la *neurilité* (3) attribuées autrefois à un fluide hypothétique, ne sont que le résultat de la transformation en forces spéciales d'une partie de la chaleur de combustion développée dans les capillaires des organes. Les organicistes en ont promptement conclu qu'il n'y a pas autre chose dans l'être vivant et que la disposition organique seule donne aux forces cosmiques transformées une efficacité spéciale.

Mais quelle est donc la cause de cette organisation elle-même? D'où vient-elle, pour produire de si admirables effets? La fibre musculaire est contractile, et c'est, dites-vous, parce qu'elle emprunte sa force à de la chaleur transformée. Mais cet appareil si précieux, capable d'opérer une semblable transformation, il n'existe que dans l'être vivant. Que chaque élément anatomique ait sa vertu propre, et qu'il soit plus tard démontré, ce qui

(1) H. Martin. Les sciences et la philosophie, p. 140 et *seq.*

(2) Hirn. Bullet. Soc. Histoire naturelle de Colmar, 1863.

(3) Schiff. Byasson. Arch. de physiol., 1869.

semble probable, qu'il emprunte cette force, par voie de transformation, au monde extérieur, on aura expliqué le mécanisme de son action, mais au fond, la difficulté restera tout entière. « La vie, dit M. Cl. Bernard, a son essence primitive dans la force de développement organique..... La vie, c'est la création. Ce qui caractérise la machine vivante, ce n'est pas la nature de ses propriétés physico-chimiques, si complexes qu'elles soient, c'est la création de cette machine. Ce qui est essentiellement du domaine de la vie, c'est l'idée directrice de cette évolution vitale (1). »

Que des phénomènes d'ordre mécanique, physique ou chimique aient lieu dans le corps humain, qui pourrait le nier, en voyant le mécanisme admirable qui préside à la locomotion, l'influence de l'électricité, de la chaleur, de la lumière, sur les êtres vivants, les combustions qui accompagnent l'exercice de toutes les fonctions? On peut même dire, dans un certain sens, que l'organisation est cause des actes vitaux. Le muscle se contracte parce qu'il est conformé de manière à se contracter en absorbant de la chaleur; de même, une boule roule parce qu'elle est ronde. La disposition organique explique comment le mouvement s'opère, mais n'explique pas le mouvement, et ne saurait exister elle-même sans une cause première organisatrice.

Les forces brutes de la nature ne peuvent pas même donner la raison suffisante des phénomènes les plus simples de la vie végétative chez l'homme, ni même du fait de la vie des plantes. Les actes profondément mystérieux de l'assimilation, de l'accroissement des tissus, de la formation des éléments anatomiques, tous ces *actes immanents* par lesquels l'être vivant *se modifie lui-même* et qui caractérisent la vie, dépassent la puissance de ces forces qui ne peuvent pas davantage expliquer l'unité de l'être végétal.

L'observation prouve que depuis l'instant où le corps, au début de son existence, se montre sous la forme d'une cellule unique,

(1) Cl. Bernard, *Introd. à l'étude de la méd. expér.*, p. 161.

un principe d'unité, et ce principe doit être l'origine de toutes les opérations de l'être.

On peut observer encore que rien n'est plus évident que les relations incessantes qui existent entre nos différentes puissances vitales. La prédominance de l'une amène souvent la langueur de l'autre. Une application trop soutenue à un travail intellectuel diminue les facultés animales et organiques; un effort trop prolongé imposé aux organes de la vie animale ou végétative amoindrit les facultés intellectuelles. C'est que le principe d'activité est le même dans tous les cas, et ces relations si nombreuses du physique et du moral, sur lesquelles physiologistes et philosophes ont tant insisté, sont une nouvelle preuve de cette identité fondamentale.

Cette exposition rapide, en nous faisant passer en revue quelques-unes des erreurs les plus répandues, nous a permis d'asseoir chemin faisant quelques principes qui vont maintenant éclairer notre marche et nous conduire à la vérité.

Contre le matérialisme absolu, nous avons reconnu que les faits les plus simples de la vie réclament, pour être expliqués, l'intervention d'une force complètement différente de celles qui sont jointes à la matière pour former les corps bruts et très-supérieure à celle-ci en efficacité.

L'examen des systèmes organicistes nous a fait comprendre que cette force ne peut résulter de l'organisation même, puisqu'elle en est la cause formatrice, mais qu'elle en est distincte, bien qu'unie intimement à la matière.

Ce principe, source de la vie animale et végétative, les vitalistes l'admettent, mais ils le séparent complètement de l'âme proprement dite, seule chargée et capable d'entendre et de vouloir. Nous savons maintenant qu'un pareil système, destructeur de l'unité de la personne humaine, ne saurait être soutenu.

Que faut-il donc conclure? C'est que l'âme raisonnable, sujet de notre entendement et de notre volonté, est en même temps le principe vital qui donne à nos organes la puissance d'agir, qui transforme en nous la matière brute en une substance organisée, vivante, capable d'accomplir tous les phénomènes de la vie végétative et animale, à la fois fondement inébranlable de notre unité personnelle et principe, par ses différentes puissances, des opérations diverses que l'expérience constate en nous.

La vénérable antiquité nous a transmis sans interruption, à travers une longue suite de siècles, cette doctrine que l'on peut à juste titre appeler traditionnelle. Hippocrate y fait sans cesse allusion. Aristote établit l'unité du principe vital, mise en doute ou exposée peu clairement par Platon, et affirme son union substantielle avec le corps. Reprise et dépouillée d'erreurs graves par les Pères de l'Eglise, la théorie d'Aristote fut enseignée avec un ensemble parfait par toute la philosophie du moyen-âge. Abandonnée un instant lorsque parut Descartes, elle conserva toujours d'illustres adhérents, et maintenant elle reprend une vie nouvelle sous l'influence de l'impulsion énergique donnée aux études philosophiques. Soutenu à tous les âges par les penseurs dont les travaux restent l'expression la plus haute de la raison humaine, sanctionné par les papes et les conciles généraux, ce système, conforme en tout aux découvertes récentes de la physiologie, offre en sa faveur tous les motifs capables d'entraîner les convictions les plus difficiles.

Il nous enseigne que l'homme est un composé naturel d'une âme raisonnable et d'un corps étendu et passif intimement unis; que dans ce composé, l'unité, l'activité à tous les degrés sont dues radicalement à l'âme qui, par son union avec la matière, la transforme en un corps humain et lui donne des propriétés nouvelles. D'accord en cela avec l'organicisme, il reconnaît que la matière *animée* possède des activités spéciales, qui lui donnent les puissances végétative, sensitive, motrice; mais à l'inverse de l'organicisme, il sait en donner une raison suffisante.

Une seule des activités de l'âme est absolument incommunicable à la matière, c'est l'entendement proprement dit, qui entraîne comme conséquence l'existence de la volonté. Dans l'exercice de cette noble faculté, l'âme dépasse entièrement la matière, agit par elle-même, mais encore faut-il ajouter que dans l'état naturel de l'homme, la manifestation de l'entendement requiert d'une façon absolue l'intégrité des organes cérébraux et sensitifs, car privée de leur action, l'âme n'a plus les données dans lesquelles elle trouve, au moyen de l'abstraction, la source de ses idées.

L'âme de l'homme communique donc au corps, auquel elle est unie, les degrés d'activité qui correspondent à la *vie végétative* et à la *vie animale* ou sensitive. Elle possède en outre la *vie intellectuelle*. On ne saurait concevoir qu'un être corporel manifestât la puissance vitale d'une façon plus complète.

La *vie végétative* pourrait être définie : l'ensemble des opérations par lesquelles une substance se nourrit, s'accroît et se propage elle-même (1). La production, l'accroissement et le maintien de l'organisme dans une juste mesure par l'assimilation, tels sont les buts vers lesquels elle tend et pour lesquels elle est ordonnée.

Ce degré de vie, comme l'indique son nom, existe, d'une manière moins parfaite il est vrai, chez les végétaux eux-mêmes. Seuls dans le monde matériel, les végétaux ont la puissance, par leurs parties vertes, de décomposer l'acide carbonique de l'air au moyen de la chaleur solaire qu'ils absorbent, de réduire le carbone, et de le faire entrer dans des combinaisons nouvelles combustibles, avec lesquelles ils construisent leurs organismes et qui sont de véritables réservoirs de force. Par une admirable harmonie, c'est là que les animaux, et l'homme lui-même, sont obligés d'aller chercher les matériaux propres, soit à constituer leurs corps, soit à leur fournir, par le moyen des combustions internes, la chaleur qui leur est nécessaire.

Mais quelle que soit la source à laquelle elle emprunte la matière et la force mécanique, la vie, soit dans le végétal, soit dans l'animal, leur imprime son cachet, fabrique avec elles des

(1) V. Liber., *Oper. cit.*, p. 91.

éléments spéciaux, fibres, cellules, les arrange et les dispose pour les faire servir d'instruments à des fonctions déterminées, dépassant ainsi de beaucoup les forces qu'elle met en œuvre.

A ces fonctions, pour constituer le degré immédiatement supérieur, la *vie animale*, doit s'en ajouter une autre, la sensibilité, d'où découle, comme une conséquence nécessaire, l'existence du pouvoir locomoteur. Le système nerveux avec l'appareil musculaire, son instrument immédiat, est l'organe qui correspond à cette nouvelle faculté.

L'appareil des sensations est constitué par la série des cinq sens externes, qui nous permettent de voir, d'ouïr, de toucher, de goûter et d'odorer les objets. Il a pour but de nous faire percevoir toutes les réalités sensibles. Cette perception est d'ailleurs subordonnée à une impression réelle exercée sur les organes disposés pour la recevoir. Pour constituer chacun des sens, le cerveau envoie vers différents points de la circonférence du corps des prolongements de sa substance, des nerfs qui s'y épanouissent au milieu d'appareils secondaires de réception diversement disposés selon le but spécial que chaque sens doit remplir. D'autres organes, également sensitifs, font partie des centres nerveux : ils correspondent à ce que les philosophes ont nommé les sens internes, à ce sens général ou commun qui nous permet de percevoir simultanément nos différentes sensations, à l'imagination chargée de nous représenter les objets qui ont fait impression sur nos sens, à la mémoire sensible, à l'estimative.

Une observation attentive nous montre facilement que ce qui sent en nous, c'est l'homme tout entier, corps et âme, ou plutôt, pour parler plus exactement, le corps animé. Il est du reste évident qu'un principe spirituel isolé ne saurait éprouver de sensation, car, selon le vieil adage, un objet sensible ne peut agir sur l'incorporel; le corps isolé, le cadavre, n'est point sensitif non plus, il ne saurait percevoir une sensation; seul, l'être résultant de leur combinaison intime peut en être le sujet. Dans cet état, la matière donne à l'âme la possibilité d'être impressionnée par les êtres sensibles; l'âme donne au corps le pouvoir de sentir.

L'acte des sens internes, de l'imagination, de la mémoire sensible appartient également en propre au composé. Nous y trouvons, comme dans les sensations externes, la trace des deux principes qui se réunissent pour se produire. Chacun des fantômes dont notre imagination nous poursuit, nous le percevons comme simple et un, et c'est là la marque de l'âme agissante; mais il porte avec lui une détermination concrète et particulière de grandeur, de figure qui caractérise une image corporelle sensible.

L'ensemble des notions fournies par tout l'appareil sensitif constitue la *connaissance sensible,* limitée exclusivement aux objets particuliers, matériels. Les sens ne peuvent en effet fournir de notions que sur les objets qui leur sont soumis. Chez l'homme, elle est intimement unie à l'action des organes, qu'elle ne dépasse point. Chez les animaux, où elle existe seule, unie toutefois à des déterminations instinctives nombreuses et au mouvement spontané, elle donne lieu à l'ensemble de ces actes qui excitent si souvent notre admiration et dans lesquels on serait quelquefois tenté, avant la réflexion, de trouver des vestiges d'intelligence.

Par dessus toutes ces facultés déjà si belles qui introduisent en nous, et même dans l'animal, un certain degré de connaissance imparfaite, l'homme seul, par un singulier privilége qui élève sa nature à une incomparable hauteur, possède l'*entendement* ou l'*intelligence,* qui lui imprime le cachet admirable de la ressemblance divine.

Quelle que soit la perfection de son acte, la perception sensible dépend essentiellement de l'action des organes et ne va pas au-delà. Elle est en rapport exact avec l'impression produite sur les appareils des sens ou bien sur l'organe cérébral correspondant. Toujours elle a trait à une réalité concrète déterminée, et le mouvement, quand il n'est pas instinctif, c'est-à-dire imposé par la nature indépendamment de toute volonté, est le résultat immédiat de cette perception sensorielle. L'intelligence humaine, au contraire, a pour caractère distinctif d'entendre tout ce qui est intelligible, d'aller au-delà de l'impression externe et de la représentation qui a lieu dans les sens internes, pour s'appliquer à la vérité abstraite et générale, aux rapports divers des êtres. Toute la vérité, l'être tout entier, réel ou seulement possible, tel est son domaine immense. Par son objet, elle se distingue donc de la manière la plus complète de la connaissance sensible. Cet objet de notre entendement, précisément parce qu'il est entièrement spirituel, qu'il ne garde plus rien de ce qui peut rappeler la matière, ne saurait être perçu que par un sujet entièrement simple. C'est donc en l'âme seule que réside l'intelligence, et non dans l'organisme que cette faculté sublime dépasse entièrement.

Et pourtant la pensée suit souvent, qui pourrait l'ignorer, le sort de la matière à laquelle l'âme est unie. Une compression légère exercée sur le cerveau arrête ses manifestations : une lésion de cet organe la trouble. Nulle en apparence au moment de la naissance, cette faculté, en quelque sorte enfantine chez l'enfant, s'éveille et se développe peu à peu, à mesure que se forment nos organes, et si on la voit quelquefois conserver sa vigueur jusqu'aux limites les plus reculées de l'âge, il n'est que trop fréquent de la voir s'affaiblir dans la vieillesse, s'altérer peu à peu à mesure que l'organisme s'altère, que la circulation et la vie du cerveau deviennent moins parfaites. C'est que l'âme ressent forcément l'état du composé substantiel dont elle est la partie active. C'est surtout que notre entendement a besoin pour s'exercer que l'appareil sensitif interne et externe, l'imagination, la mémoire, lui fournissent les images qu'elle doit contempler pour en abstraire les idées. Aussi peut-on dire d'une certaine façon que le cerveau, organe immédiat de ceux-ci, est l'organe de notre intelligence, qui ne saurait s'exercer que lorsqu'il est intact.

Notre nature serait incomplète et inexplicable si lorsque nous avons la notion du bien qui nous convient, nous ne pouvions nous diriger vers lui. Cette faculté nouvelle, complément naturel de l'intelligence, et qui, par sa propre tendance que nous ne pouvons changer, nous porte invinciblement à chercher notre bien, c'est la *volonté*. Si les lumières de notre esprit étaient telles qu'elles nous missent à l'abri de toute erreur, nous verrions clairement où est notre véritable bien, et sans hésiter, notre volonté s'y porterait toute entière. Mais chez nous, la puissance de comprendre a des bornes étroites, resserrées encore par nos passions. Quoique nous aspirions tous au bonheur de toute la force de notre volonté, nous y tendons par des moyens bien différents, parce qu'un mirage trompeur nous égare trop souvent. Nous avons le pouvoir de choisir entre toutes ces routes, et c'est en cela que consiste notre *libre arbitre*.

Il n'est pas besoin de longs raisonnements pour démontrer cette vérité, obscurcie quelquefois par les sophismes, mais que notre conscience nous révèle. Nous sentons, sans en pouvoir douter, et l'impossibilité où nous sommes de ne pas chercher le bonheur, et le pouvoir que nous avons de choisir parmi tous les chemins qui paraissent y conduire.

Telle est donc la suprême dignité de l'homme. Possédant par sa connaissance intellectuelle les plus hautes vérités, arrivé à la connaissance de Dieu même, dont les œuvres de la nature lui redisent la souveraine puissance et l'infinie sagesse, il peut, par sa volonté libre, le choisir comme l'objet qui peut seul assurer son bonheur. A quelle distance une grandeur pareille ne nous place-t-elle pas au-dessus de la brute dont la connaissance réelle, mais exclusivement sensitive, ne saurait dépasser l'organe matériel où elle est produite, et dont l'appétit, borné aux seules choses sensibles, ne dépasse pas le cercle étroit de ce qui est nécessaire ou utile à son existence ? Aussi les plus illustres des naturalistes, refusant à bon droit de ne voir dans l'homme qu'un organisme comparable à celui des animaux, et de chercher dans les différences visibles du corps la caractéristique de notre espèce, ont envisagé l'homme tout entier, et constatant chez lui un degré nouveau et supérieur de vie, la *vie intellectuelle*, ils ont établi pour lui seul un nouveau règne dans la nature.

Nous savons déjà qu'un seul principe actif, fondement de l'unité du moi humain, donne à notre être ces trois degrés de vie. Les anciens philosophes, pénétrés de cette vérité, l'ont définie en disant que l'âme est la *forme du corps.* Ce mot de forme, presque inconnu aujourd'hui, ou du moins mal défini et mal compris généralement, emprunté à la langue scientifique du temps, ne signifiait pas, comme paraissent le croire certains modernes (1), que l'âme donne au corps sa figure, mais que, principe total d'activité uni sans intermédiaire à la matière, elle lui communique la vie, le sens, le mouvement, en un mot, tout le degré d'être qu'elle est capable d'acquérir; que ces deux principes sont ainsi fondus pour constituer une seule substance composée.

Dans deux de ses conciles généraux, l'Eglise catholique a sanctionné cette doctrine vers laquelle les conquêtes récentes des sciences naturelles nous ramènent de plus en plus (2).

L'âme, ainsi unie substantiellement au corps, est présente dans chacune des parties de celui-ci, toute dans chaque point

(1) V. Gavarret, *Op. cit.*, p. 290.

(2) Voici le texte de trois définitions dogmatiques sur ce sujet :

1° *Doctrinam omnem seu præpositionem temere asserentem seu vertentem in dubium quod substantia animæ rationalis seu intellectivæ vere ac per se humani corporis non sit forma, velut erroneam ac veritati catholicæ inimicam fidei, prædicto sancto approbante concilio reprobamus, definientes quod quisquis asserere, defendere, seu tenere pertinaliter præsumpterit quod anima rationalis seu intellectiva non sit forma corporis per se et essentialiter, tanquam hæreticus est censendus.*

Conc. Vienne sous Clém. V.

2° *Illa (silicet anima intellectiva) non solum vere, per se, et essentialiter forma corporis existit, verum et immortalis, et pro corporum quibus infunditur multitudine singulariter multiplicabilis, et multiplicata, et multiplicanda.*

(5° Conc. de Latran., sess. 8°).

3° *Homo corpore et anime ita absolvitur, ut anima, eaque rationalis sit vera, ac per se atque immediata corporis forma.*

Pie IX à l'arch. de Colog., 1857.

auquel elle donne ses propriétés vitales et toute dans le corps tout entier. « Dans chaque partie, elle se manifeste non point sous une division quantitative, mais sous une forme qualitative. Ses manifestations diverses n'indiquent pas qu'une partie d'elle-même se produit, mais qu'elle se produit toute entière sous une activité particulière. Ainsi, par comparaison, quand je lis, c'est moi tout entier qui lis par mes yeux; quand je parle, c'est moi qui parle par ma voix. Mon moi est indivisible, et qu'il se traduise par un ou plusieurs actes, c'est toujours moi. De même l'âme, qu'elle agisse dans mes yeux, dans ma voix, dans une partie quelconque, c'est toujours toute entière qu'elle agit, mais elle se manifeste sous des modalités différentes (1). »

Appuyée sur des autorités si respectables, cette doctrine répond du reste parfaitement aux faits que la science a récemment acquis et aux lois que l'observation de la nature avait, dès les temps les plus reculés, indiquées aux médecins cliniciens.

De nos jours, la physiologie, procédant, comme elle en a le droit, par voie d'expérimentation et d'observation, nous a montré des merveilles que nos prédécesseurs ignoraient plus ou moins complétement. Le microscope, agrandissant presque à l'infini le champ de l'étude, nous a introduits dans un monde nouveau. Grâce à ce précieux instrument et à de patientes investigations, on a pu suivre jusque dans les dernières particules vivantes la trace de l'organisation, dont on ne connaissait auparavant que la disposition grossière. Ces découvertes, qui s'étendent chaque jour, en nous faisant saisir de mieux en mieux le mécanisme de la vie, en ont plus que jamais prouvé l'utilité nécessaire et manifesté de plus en plus la présence d'une force à la fois organisatrice et dirigeante.

Les centres nerveux étendent dans toutes les directions des nerfs sensitifs qui leur rapportent les impressions venues de l'extérieur, et des nerfs de mouvement, adoptés, soit aux muscles

(1) Frédault, *Oper. cit.*, p. 154.

proprement dits, soit aux vaisseaux ou aux fibres musculaires qui entrent dans la structure des organes creux. Par l'intime communication établie entre tous les nerfs par l'intermédiaire des centres, toutes les parties de l'organisme sont rendues solidaires : la moindre impression produite dans un point quelconque peut être réfléchie sur le corps tout entier. Mais cette sympathie universelle, dont cette action réflexe nous indique en partie seulement le mécanisme, qu'est-elle autre chose que la réalisation de l'unité parfaite de l'être sous une seule activité formelle?

Si l'homme n'a qu'une seule nature et une seule personne, si tous les actes de l'ordre végétatif et de l'ordre animal ont pour sujet non pas le corps seul, mais le composé humain tout entier, si notre intelligence elle-même, dans l'état actuel, n'agit point sans le concours extrinsèque des organes, n'est-il pas vrai que nulle altération ne peut frapper isolément le corps ou l'âme, qu'à toute maladie ressentie par nous doit correspondre une lésion réelle, et que les affections de l'âme elle-même doivent s'inscrire sur nos organes. Or, s'il est un fait que l'observation physiologique et pathologique de nos jours tend à mettre de plus en plus en lumière, c'est cette constance de la lésion, qui, fugitive ou durable, facile ou difficile à constater, manque de plus en plus rarement, à mesure que les procédés d'investigation se perfectionnent.

Quant à la médecine clinique, elle témoigne chaque jour en faveur de cette unité de l'homme et de l'identité de la force qui régit ses différentes fonctions. Sans y avoir recours, se rendrait-elle un compte suffisant de ces maladies à longue échéance qu'elle appelle à juste titre maladies constitutionnelles, qui touchant à tous les organes, modifiant toutes les fonctions, altérant quelquefois de la manière la plus grave l'intelligence elle-même, occupent une vie toute entière, et déroulent d'une manière fatale à travers les différents âges de la triste série des lésions qu'elles tiennent sous leur dépendance?

La transmission héréditaire, tout en imprimant dans ses moindres détails organiques un caractère de ressemblance avec ses parents, grave en même temps dans l'intelligence et les qualités morales de l'enfant, non moins que dans son physique, la marque de son auteur, et fait voir que l'âme est bien faite pour ce corps auquel elle est unie et qu'elle vivifie tout entier.

Et cette force médicatrice de la nature, que le bon sens d'Hippocrate proclamait si haut, que les véritables médecins de tous les temps et de toutes les écoles ont reconnue et étudiée, cette tendance naturelle à la guérison, dont nous voyons tous les jours la remarquable puissance, qu'est-ce autre chose que la continuation du travail formateur, inconscient, par lequel le principe actif de l'homme a constitué une première fois notre corps, et qui s'applique maintenant à rétablir le type altéré, lorsqu'une cause accidentelle est venue déranger son œuvre?

Loin d'établir, comme on l'a prétendu (1), une barrière infranchissable entre le monde minéral et le règne organique, la doctrine de l'union substantielle de l'âme et du corps réunit toutes les sciences dans une merveilleuse harmonie, et sert pour ainsi dire de corollaire aux magnifiques découvertes dont la science s'honore. « Les progrès récents, dit le P. Secchi, ont fait disparaître cette légion de fluides qui, à tout propos, étaient introduits pour expliquer chaque fait particulier (2). » Ils tendent à prouver ce que prétendaient les anciens philosophes, que les *corps inorganiques* sont constitués, aussi bien que l'homme lui-même, par deux éléments inséparables, formant une seule substance (3) : l'un, principe d'étendue et de divisibilité, la matière proprement dite; l'autre, principe d'activité, la force donnant à chacun des atomes, avec l'unité nécessaire, les propriétés physiques générales des corps et les propriétés spéciales qui caractérisent chacun d'eux et qui les distinguent des autres.

Ecoutons sur ce sujet l'un des maîtres les plus autorisés de la physique appliquée à la physiologie. « La matière est par elle-

(1) Gavarret, *Op. cit.*, p. 278.

(2) *Unité des forces physiq.*, p. 691.

(3) Substance composée.

même sans activité, dit M. Helmholtz. Les différences qualitatives ne peuvent être attribuées à la matière en elle-même, car dès qu'il s'agit de différentes matières, leurs différences résident dans leurs forces. Pour avoir la notion complète des corps, il faut unir ces deux conceptions. Les idées de matière et de force sont réellement inséparables ; la matière pure serait indifférente au reste du monde, car elle ne modifierait aucun objet ni nos organes. Nous ne connaissons ni ne pouvons connaître que la matière active (1). »

Est-ce là le langage de la science moderne ou bien la parole d'un vieux scholastique proclamant la théorie si longtemps maîtresse de la matière et de la forme ?

Les *végétaux* sont soumis à la même loi. Chez eux aussi, une force, qu'on appelait autrefois forme, principe général d'activité, s'unit à la matière pour les constituer, mais outre les propriétés générales des corps bruts, elle lui communique une vertu supérieure qui la rend propre à exercer les fonctions que requiert la vie végétative.

Plus élevée encore dans le *règne animal,* elle donne à la matière, avec ses propriétés physiques et chimiques et la vie végétative, un nouveau degré de puissance correspondant à la vie animale. L'être qui résulte de cette union peut sentir et se mouvoir.

Chez *l'homme* enfin, cette force vitale (qu'on l'appelle âme ou forme, il n'importe), acquiert sa plus haute puissance. Non seulement elle communique à la matière, d'une façon plus excellente que chez les animaux, toute la perfection que celle-ci est susceptible d'acquérir, toutes les fonctions auxquelles elle peut coopérer, mais elle possède en outre une intelligence capable de comprendre l'absolu, de s'élever jusqu'à la notion de Dieu, une volonté qui peut s'attacher librement au bien.

Dans le règne minéral, chez les plantes et les animaux, la matière et la force substantiellement unies n'existent pas à l'état

(1) Helmholtz, *Mém. sur la conservat. de la force*, p. 59.

d'isolement, car aucun des deux éléments n'a d'opération qui lui soit propre : il n'en est plus de même chez l'homme. Surélevée au-delà de la matière par les admirables privilèges qui la distinguent, l'âme humaine est désormais indépendante de celle-ci dans son existence, car elle a des opérations propres, qui n'appartiennent qu'à elle. Elle peut donc subsister par elle-même, et la saine philosophie nous enseigne en effet qu'elle subsiste lorsque le corps est dissous; jointe à la matière pendant la vie, libre et purement spirituelle après la mort, l'âme humaine est le chaînon qui unit la création visible à l'ordre supérieur des substances intellectuelles pures.

Ainsi donc la véritable notion de l'homme, lumineuse comme la vérité, réunit dans une idée commune tous les êtres de la nature physique. Sa puissance ne s'arrête pas là, et par delà les bornes de ce que nous voyons, elle aide notre esprit à plonger son regard dans un monde que seul il peut contempler.

Elle justifie ces vieux philosophes qui appelaient l'homme un petit monde, un microcosme, et le regardaient comme un abrégé fidèle de la création toute entière.

L'homme est plus encore : son âme porte en elle, comme une marque glorieuse, l'empreinte ineffaçable de la ressemblance de son créateur, écrite dans son entendement qui reflète les vérités éternelles, c'est-à-dire la raison même de Dieu. Elle est, elle entend, elle veut, et cette triple modalité dans l'unité parfaite de son essence est encore une pâle image de la plus sublime des réalités.

www.ingramcontent.com/pod-product-compliance
Ingram Content Group UK Ltd.
Pitfield, Milton Keynes, MK11 3LW, UK
UKHW020535230726
13925UKWH00005B/2294

9 782014 434262